LA CONSTATATION
DES DÉCÈS

CE QU'ELLE EST, CE QU'ELLE DEVRAIT ÊTRE

PAR

Le Dr C.-E. BOURDIN

Vice-Président de la Société de statistique de Paris,
Membre honoraire des Sociétés médico-psychologique
et médico-pratique de la même ville,
Officier de l'instruction publique.

EXTRAIT DE L'ENCYCLOPÉDIE DES SCIENCES,
DES LETTRES ET DES ARTS (1879)

PARIS
CHARLES DE LAMOTTE, ÉDITEUR
108, RUE DE VAUGIRARD, 108

1879

DES DÉCÈS

CE QU'ELLE EST, CE QU'ELLE DEVRAIT ÊTRE

—

I. — Le code civil (art. 77) prescrit au maire, officier de l'état civil, de se transporter auprès d'une personne décédée pour s'assurer de la réalité du décès, avant d'autoriser l'inhumation de cette personne.

La constatation d'un décès par le maire implique nécessairement la constatation de l'identité de la personne décédée.

Pour obéir aux prescriptions du code, civil, il est nécessaire de consigner, dans le bulletin de décès, tous les renseignements propres à établir l'identité de la personne.

Ces renseignements doivent donc comprendre : 1° les nom et prénoms du décédé et, au besoin, les surnoms ; 2° la date et le lieu de la naissance ; 3° la profession ; 4° les noms des père et mère du défunt ; 5° l'état civil avec les noms du conjoint survivant ou décédé ; 6° la date exacte du décès avec indication de l'année, du mois, du jour et de l'heure ; 7° le lieu du décès, c'est-à-dire les noms de la commune et de la rue, le numéro de la maison habitée par le décédé ; 8° enfin, d'après l'article 79 du code civil, l'acte de décès contiendra les nom, prénoms, âge, profession, domicile et, s'il y a lieu, le degré de parenté des déclarants.

Le bulletin doit donc mentionner le décès et les renseignements propres à établir l'identité de la personne décédée. Le code civil n'exige pas davantage.

Le bulletin, rédigé par un médecin chargé par délégation du maire de la vérification du décès, est remis entre les mains des parents, ou, à leur défaut, des amis du défunt, pour servir à la rédaction de l'acte de l'état civil.

Si l'on voulait s'en tenir aux prescriptions des articles 77 et 79, en ce qui concerne la constatation des décès, on ne rencontrerait aucune difficulté dans la pratique proprement dite.

Or, de la chose la plus simple, les règlements administratifs ont fait une opération compliquée, hérissée d'embarras et de formalités accessoires dont souvent même l'exécution est impossible.

D'où naissent ces entraves ? D'où viennent-elles ? La réponse est bien simple. Ces entraves viennent de ce que les administrations municipales mal inspirées ont voulu tirer parti des bulletins de constatation des décès, en en faisant des bulletins scientifiques et judiciaires.

La question doit être examinée sous ce double point de vue si l'on veut découvrir les inconvénients et même les dangers des procédés actuellement en usage.

II. — Les bulletins de décès, sous leur forme actuelle, peuvent-ils fournir, à la science proprement dite, des données exactes sur la cause réelle des décès ? Évidemment non. Ils ne répondent ni aux prétentions des administrations municipales, ni aux espérances des médecins.

Quelques observations, qu'il suffit presque d'énumérer, justifieront ma réponse.

1° La cause de la mort, je veux dire la véritable cause de la mort, est rarement connue.

Personne n'ignore que certaines maladies réputées mortelles ne font pas mourir tous ceux qu'elles frappent. La peste, la fièvre jaune, le choléra, le typhus, et tant d'autres maladies placées au premier rang parmi les plus graves, laissent la vie sauve à un certain nombre de ceux qu'elles atteignent.

D'un autre côté, ne voit-on pas, tous les

jours, des individus qui succombent sous le coup de maladies réputées bénignes et ordinairement sans gravité ?

Est-il rare de voir mourir des personnes qui, en apparence au moins, n'étaient pas malades ? Et ceux qui succombent à la joie, à la tristesse, à la fureur, c'est-à-dire à l'explosion des grandes passions, de quoi sont-ils morts ?

Viennent enfin les vieillards qui s'éteignent en quelque sorte, sans avoir préalablement présenté le moindre signe de maladie. Pourquoi meurent-ils ? Comment meurent-ils ?

Les physiologistes décrivent, avec art, les accidents qui précèdent et accompagnent le terme fatal, mais ils ne les expliquent pas. La science n'est pas encore parvenue à fixer, avec une précision absolue, les conditions d'incompatibilité qui existent entre la vie et la mort. La solution est difficile parce que le problème est complexe. Nous mourons ordinairement de maladie ; mais le passage de la vie à la mort est rempli de mystères.

Quand la *Thanatologie*, c'est-à-dire la science de la mort (θάνατος, *mort*), sera constituée, la tâche des vérificateurs des décès sera plus facile et la science pourra mettre à profit les travaux de nos laborieux et dignes confrères. En attendant, nous en sommes réduits à faire une halte dans le chemin de l'espérance.

2º Les vérificateurs des décès rencontrent, sur leur route, des obstacles d'un autre ordre qui n'en sont pas moins très nuisibles à la découverte de la vérité.

On peut placer, en première ligne, les convenances et l'intérêt du corps médical. Le peuple aveugle et inintelligent veut trouver l'infaillibilité dans tous ceux qui ont sa confiance ; aussi les praticiens sont-ils parfois obligés de recourir à des artifices pour protéger leur propre insuffisance contre les niaises appréciations du vulgaire. C'est une triste nécessité sans doute, mais une nécessité.

Les exemples abondent. Une personne, affectée d'une maladie ordinairement bénigne succombe. La cause de la mort n'est pas évidente. Dans le doute et en l'absence de toute cause efficace du décès, le rattachera-t-on à la maladie qui a été constatée pendant la vie ? Cela arrive quelquefois, non toujours.

Il est fort désobligeant pour tout praticien de voir mourir entre ses mains une personne atteinte d'une maladie réputée non mortelle. Quand le cas se présente, le vérificateur glisse sur son bulletin le nom d'une maladie quelconque effectivement incurable et mortelle. Il faut sauver l'honneur de la profession sans négliger toutefois l'intérêt personnel.

3º Lorsque le vérificateur a ses coudées franches, en ce qui le concerne personnellement, il rencontre souvent, dans la famille du défunt, des difficultés calculées et d'ailleurs légitimes. Je prends un exemple entre mille. Un homme meurt syphilitique ; sa veuve âgée de 20 ans, et qui n'a peut-être pas renoncé au mariage, laissera-t-elle inscrire sur un bulletin de décès la cause véritable de la mort du défunt ? Qui donc consentira à épouser cette veuve ?

Les familles sont dans leur droit quand elles défendent leurs intérêts et le respect de leurs membres. Aucune disposition légale ne les oblige à faire des déclarations exactes ou même des déclarations quelconques concernant la cause du décès. Rien ne les oblige non plus à motiver leur refus.

4° La cause de la mort étant inconnue, non suspecte pourtant, quel parti va prendre le vérificateur des décès ? Il inscrira, sur son bulletin, le premier nom de maladie qui lui passera par la tête, ou bien, il dira : cause *inconnue*.

Les deux solutions ont des inconvénients. La première n'est pas conforme à la vérité ; la seconde étale, au grand jour du public, une lacune regrettable.

Certains bons esprits s'imaginent que l'on peut lever la difficulté. Ils pensent que, dans les cas obscurs, le vérificateur doit s'entendre avec le médecin traitant qui a suivi le malade au cours de la maladie ayant précédé le décès. Ils croient que les efforts réunis des deux médecins seront suffisants pour amener une solution conforme à la vérité.

Les partisans de cette opinion oublient qu'il existe une grande différence entre le diagnostic de la maladie et le diagnostic de la mort.

Avant d'aller plus loin, il ne sera sans doute pas inutile de signaler à l'attention quelques points dont l'importance n'échappera à personne.

Les administrations parlent à leur aise de la coopération du médecin traitant dans la détermination des causes des maladies qui ont occasionné la mort. Elles supposent qu'il y a toujours un médecin traitant. Malheureusement cela n'est pas exact, Beaucoup de gens, même à Paris, meurent tout seuls. Lorsque le cas se présentera, qui interrogera-t-on ?

Quand on aura un médecin sous la main, on s'adressera à lui, je le veux bien. — Mais qui le payera ?

C'est un point que l'Académie a eu le tort très grave de mettre en oubli. Tout travail doit être accompagné d'une rémunération convenable. Il ne suffit pas d'adresser aux médecins, pour leur faire comprendre l'utilité des bonnes statistiques, un manifeste bien senti, embelli de phrases élégantes sur le sacerdoce médical, il faut encore les indemniser du surcroît de besogne qu'ils voudront bien accepter.

Sans doute il y aura des médecins traitants de bonne volonté ; mais il y aura aussi des récalcitrants qui refuseront leur concours à une œuvre à la fois illégale et très peu scientifique.

Que sortira-t-il de là ? Une statistique sans unité, par conséquent dépourvue de l'élément essentiel des œuvres scientifiques.

5° Je viens de parler de l'intervention du médecin traitant dans la question du diagnostic de la mort. A mon avis, l'on ne doit pas repousser systématiquement cette intervention. Elle peut être utile dans certains cas. Dans quelle mesure ?

Pour répondre à la question, il faut distinguer. L'administration municipale réclame l'intervention du médecin traitant dans un intérêt scientifique, administratif ou judiciaire.

Les administrations municipales n'ont pas à s'occuper de science pure. Cet office appartient à d'autres, à moins que ces administrations n'aient la prétention d'élever à la dignité d'annexe de leurs propres bureaux, les écoles de médecine, les facultés, et l'Académie elle-même.

Si, contre toute probabilité, il arrivait que cette prétention surgît, il faudrait nécessairement avoir recours aux lumières du médecin traitant. Pour arriver au diagnostic exact de la maladie et de la cause de la mort, ce ne sera pas assez du concours simultané du médecin qui a étudié la maladie pendant la vie et du vérificateur qui poursuit des recherches *post mortem*, il faudra leur adjoindre un anatomiste chargé de l'autopsie. En effet, l'anatomie pathologique donne quelquefois le secret de la cause méconnue de la mort.

Quel sera le résultat de ces efforts combinés ?

Le diagnostic exact que l'on veut atteindre est un idéal d'une réalisation difficile et souvent impossible, même pendant la vie, et, à plus forte raison, après la mort. Les maladies multiples, les complications diverses, les degrés différents dans les mêmes affections, les symptômes variables à l'infini, selon une multitude de circonstances connues ou imprévues, sont autant d'obstacles à la réalisation d'un diagnostic exact de la maladie et de celui de la mort.

L'ouverture des cadavres elle-même réserve des surprises aux plus savants cliniciens. Tantôt elle met en déroute les diagnostics les plus habilement établis pendant la vie, tantôt, au contraire, elle reste impuissante, et la cause anatomique de la mort échappe aux recherches les plus minutieuses faites à l'aide du scalpel, du microscope ou des réactifs de la chimie.

Que l'on s'efforce de se rapprocher de la vérité, cela est bien. Toutefois il ne faut pas perdre de vue que l'étude approfondie

des symptômes observés pendant la vie
ne conduit pas nécessairement à la connaissance de la cause de la mort. Une
confiance trop grande dans la croyance
contraire exposerait à des déceptions. Les
faits accomplis justifient mes craintes.

6° La recherche minutieuse de tous les
symptômes des maladies observées sur le
vivant aurait des inconvénients réels si on
portait trop loin cette recherche. En agissant ainsi, on se mettrait dans la nécessité
d'allonger, outre mesure, les tableaux
nosographiques qui se trouvent actuellement entre les mains des vérificateurs des
décès.

L'éminent professeur Tardieu, pénétré
de l'importance de cette réflexion, a dé-
daigné de mettre sous les yeux de ses lec-
teurs ces tableaux qu'il trouvait déjà trop
longs, et qui, pour ce motif, ne peuvent,
dit-il, *fournir à la statistique qu'une base
tout à fait erronée.*

L'opinion de Tardieu doit être retenue.
Elle donne la mesure de ce que la science
peut espérer d'un amas indigeste de symptômes accumulés. En l'état des choses, et
avec les moyens dont disposent les vérificateurs, on n'arrivera à aucune donnée cer-
taine, et surtout, je le crains, à aucune conclusion pratique. A peine l'hygiéniste seul
pourra-t-il glaner quelques épis dans ce
champ mal cultivé. Cette réserve me
semble nécessaire.

7° Avant d'aller plus loin, que l'on me permette quelques réflexions sur le degré d'utilité et sur la valeur scientifique des statistiques appliquées à la connaissance des maladies et à celle des causes de la mort.

A mon avis, ces statistiques n'ont donné jusqu'à présent que des résultats inexacts et à peu près sans valeur. A quoi sert à la science médicale pratique de connaître le nom et le nombre des maladies qui ont occasionné la mort ? Un boulet de canon peut tuer un homme, la phtisie pulmonaire peut en faire autant ; cela est certain. Mais en quoi cette connaissance intéresse-t-elle l'art de guérir les malades ?

Quelques amis de la statistique à la suite des bulletins de décès, statistique pitoyable puisqu'elle ne peut être conforme à la vérité, passent condamnation sur ce point, mais ils attribuent à l'accumulation de chiffres fantastiques une suprême importance dans la question des épidémies. N'y aurait-il pas, par hasard, quelque équivoque en cette affirmation ? Le bulletin de décès fait connaître les décès, soit ; mais fait-il connaître les malades, et surtout, leur nombre ? Non. Il me semble que les bulletins de décès ne donnent pas le dernier mot. Il est donc nécessaire de recourir à d'autres moyens et à d'autres méthodes de recherches pour parvenir à la connaissance des épidémies, et, par suite, pour arriver à des mesures propres à en combattre les effets.

La statistique concernant les causes présumées de la mort est-elle destinée à rendre des services éminents à l'hygiène publique ? De bons esprits en sont convaincus. La statistique tiendra-t-elle ses promesses ? Nul ne le mettra en doute quand elle sera parvenue à faire sortir de la mort quelques préceptes hygiéniques efficacement utiles aux vivants.

III. — Après avoir indiqué les difficultés et même les impossibilités qui se rencontrent dans la découverte des causes de la mort, après avoir insisté sur l'insuffisance des données scientifiques, et, par suite, après avoir réduit le rôle des médecins dans la question de la connaissance précise de la cause des décès, on doit se demander quel accueil la science peut faire aux documents recueillis sous les auspices de l'administration municipale.

Ces documents classés avec intelligence et élaborés avec soin par des hommes spéciaux pourront, peut-être, conduire à des conclusions utiles à l'hygiène publique. Il serait téméraire, à mon avis, d'avoir des prétentions d'un autre ordre.

Pour arriver à ce but, il faudrait que l'administration consentît à laisser la médecine aux médecins ; il faudrait qu'elle se contentât de rassembler des faits généraux qui seraient livrés à la discussion des hommes compétents. Il conviendrait d'abandonner au corps médical l'étude des *cas rares* qui n'ont pas d'influence notable sur l'état de la santé publique. Ce qui intéresse véritablement l'hygiéniste, ce sont les maladies communes, les maladies de tous les jours, qui moissonnent les hommes avant le terme naturel de leur vie.

Les grandes maladies dont il s'agit peuvent être classées dans un petit nombre de groupes dont l'étude est facile. — Le premier comprendrait les maladies générales (*morbi totius substantiæ*). Le second renfermerait les lésions et les troubles qui se produisent dans les grands appareils de l'économie humaine.

Cette classification se trouve dans les publications officielles émanées de la préfecture de la Seine sous ce titre : *Résumé du tableau des causes de décès par groupes*. Je le reproduis à peu près textuellement.

Les changements que je propose sont de peu d'importance, car ils touchent à la forme plus qu'au fond des choses.

Je maintiens l'article *Cause inconnue*. Quand les statistiques mortuaires seront scientifiquement établies, les grands nombres viendront se grouper sous cette rubrique.

— 16 —

TABLEAU DES CAUSES DES DÉCES, PAR GROUPES.

A | 1 — Maladies générales.
    2 — Maladies du système nerveux et des sens.
    3 — Maladies de l'appareil de la locomotion.
    4 —   —   —   circulation.
B   5 —   —   —   respiration.
    6 —   —   —   digestion.
    7 —   —   —   cutané et cellulaire.
    8 —   —   —   génito-urinaire.
C | 9 — Morts violentes.
D { 10 — Débilité des nouveau-nés.
    11 — Sénilité (vieillesse).
E | 12 — Cause inconnue.
F | 13 — Mort-nés.

En donnant ce tableau, je fais une concession aux idées du jour sans avoir la conviction de son extrême utilité. Je le donne néanmoins parce qu'en réduisant les tableaux que repoussait Tardieu, on aura la chance d'obtenir certains résultats avantageux. D'une part, les médecins de la ville donneront un concours plus facile à la confection de ces tableaux, et les statisticiens, de leur côté, auront moins de répugnance à mettre en œuvre des documents recueillis avec sincérité.

IV. — J'ai dit précédemment que les magistrats municipaux avaient jeté du trouble dans le service de la constatation des décès, en transformant le bulletin de simple constatation en un bulletin judiciaire. En agissant ainsi, les maires ont introduit de graves abus dans cette partie de leur administration. Ces abus sont absolument contraires à la loi.

L'article 77 du code civil veut que le maire constate le décès. L'article 79 prescrit les renseignements qui doivent être inscrits dans l'acte de l'état civil. L'article 85 impose des restrictions relatives à l'insertion, dans l'acte de l'état civil, de certains faits de nature à nuire à la mémoire du décédé ou à ses parents survivants.

L'article 85 est ainsi conçu : « Dans tous les cas de mort violente, ou dans les prisons et maisons de réclusion, ou d'exécution à mort, il ne sera fait sur les registres (de l'état civil) aucune mention de ces circonstances... »

Les circonstances particulièrement spécifiées dans l'article précité ne me semblent pas limitatives. On peut étendre la défense à toute mention de nature à nuire au défunt ou à ses héritiers. Serait-il permis à un maire de déclarer dans un acte de l'état civil que l'un de ses administrés est décédé dans une maison de tolérance ou dans un établissement d'aliénés ? Je ne le pense pas. Tout renseignement de nature à porter atteinte à l'honneur ou aux intérêts des familles serait passible de peines qui seraient prononcées par les tribunaux.

L'inscription sur un bulletin de décès du nom d'une maladie héréditaire ou conta-

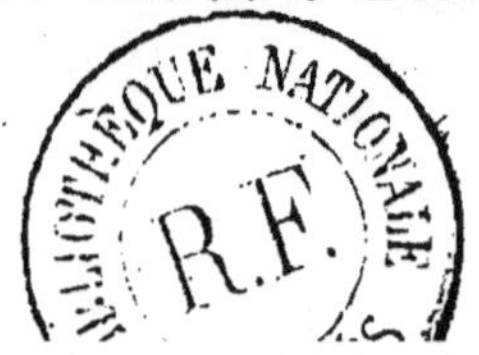

gieuse ou réputée honteuse, constitue, au premier chef, un dommage pour les familles ou pour la mémoire du décédé ; il y a donc lieu de s'abstenir de telles désignations, qui engagent la responsabilité des magistrats et celle de leurs mandataires.

Toute infraction contraire à l'honneur ou simplement aux intérêts des citoyens peut devenir l'objet d'une punition. Quelle que soit la forme sous laquelle cette infraction se produise, la peine peut être appliquée.

La violation d'une loi, commise par un magistrat ou par son mandataire, constitue une circonstance aggravante.

L'article 35 du code civil est ainsi conçu :

« Les officiers de l'état civil ne pourront
« rien insérer dans les actes qu'ils rece-
« vront, soit par note, soit par énon-
« ciation quelconque, que ce qui doit être
« déclaré par les comparants. »

Les maires, officiers de l'état civil, doivent donc se contenter de recevoir les déclarations des comparants. De leur côté, les comparants ne sont obligés qu'à *ce qui doit être déclaré*. Or, ce qui doit être déclaré se trouve expressément indiqué dans l'article 79. « L'acte de décès, dit cet ar-
« ticle, contiendra les prénoms, nom,
« âge, profession et domicile de la per-
« sonne décédée ; les prénoms et nom de
« l'autre époux, si la personne était ma-
« riée ou veuve ; les prénoms, nom, âge,

« professions et domiciles des déclarants ;
« et, s'ils sont parents, leur degré de pa-
« renté. »

On chercherait vainement, dans cet article, des dispositions obligeant les comparants à faire des déclarations concernant l'état de maladie qui a précédé la
mort.

Je vais plus loin. Dans le cas où les
comparants consentiraient à faire des déclarations auxquelles ils ne sont pas obligés, le maire n'aurait pas le droit d'insérer ces déclarations dans l'acte de l'état
civil.

Ce qui n'est pas permis dans l'acte de
l'état civil peut-il être inscrit dans le
certificat de décès ? Nul n'oserait l'affir-
mer. Le certificat de décès, délivré par un
homme de l'art commis spécialement par
l'officier de l'état civil, est la conséquence
des dispositions de l'article 79 du code, qui
oblige le maire à s'assurer du décès avant
d'autoriser l'inhumation d'une personne.
Ce certificat est le prélude obligé de l'acte de
décès. Ils sont donc unis intimement l'un
à l'autre. Par conséquent, tous les deux
ne doivent et ne peuvent rigoureusement
contenir que ce qui doit être déclaré conformément à la loi.

Si l'on rapproche les articles 79 et 85
qui spécifient, l'un, ce qui doit être déclaré,
l'autre, ce qui ne doit pas être déclaré, on
pourra tirer de ce rapprochement la con-

clusion que le droit et le devoir du maire sont rigoureusement indiqués et limités. Le code ne se contente pas de préciser ce qui doit être fait, il désigne ce qui est défendu. Dans cette dernière catégorie doivent figurer, au premier rang, les déclarations contraires à la loi, et, bien entendu, celles qui sont contraires aux intérêts et à l'honneur des familles.

Comme conclusion de ce qui précède, je dis : Le bulletin de constatation des décès doit faire mention du décès, et non d'autre chose.

Ces observations préliminaires étant entendues, voyons comment les administrations municipales ont compris leurs devoirs en ce qui concerne les prescriptions du code civil relatives aux constatations et aux actes de décès.

V. — L'arrêté préfectoral en date du 31 décembre 1821, confirmé par divers arrêtés ultérieurs, prescrit au médecin vérificateur du décès d'énoncer dans le bulletin de constatation : 1º la *nature* de la maladie ; 2º s'il y a lieu, les *motifs* qui pourraient faire prescrire *l'ouverture du cadavre;* 3º la *durée* de la maladie ; 4º les *causes* qui ont pu la produire, ainsi que les *complications* survenues au cours de l'affection ; 5º les *noms* des personnes qui ont donné des soins au malade; et de plus les noms des *pharmaciens* ou *autres* qui auraient fourni les médicaments nécessaires.

De pareilles prescriptions dépassent manifestement le but visé par l'article 77 du code civil. Le code veut une simple constatation des décès. L'arrêté veut une enquête judiciaire. L'arrêté préfectoral est donc en opposition avec la loi elle-même, et, par conséquent, il doit être supprimé. Les conséquences qui découlent de la mise en exécution de cet arrêté feront sentir la nécessité de le rapporter le plus tôt possible.

Que le crime ait une part dans la mortalité générale, nul ne le conteste ; mais que cette part soit considérable et qu'elle atteigne des proportions assez fâcheuses pour faire planer le soupçon du crime sur l'universalité des décès, c'est ce que personne ne pourra accepter.

Un pareil soupçon constitue une grave injure contre la population. Si tous les décès indistinctement donnent lieu au soupçon de crime, même en l'absence de *circonstances* ou *d'indices* propres à faire naître ce soupçon, il est évident que l'injure frappe la totalité des citoyens, car la mort se fait ouvrir toutes les portes, même celles du Louvre.

L'injure tombe en première ligne sur les proches parents, puis sur les amis ; enfin, elle atteint les pharmaciens, les médecins et toutes les personnes qui ont donné des soins au défunt. La mémoire de ce dernier n'est pas toujours respectée.

Au père qui a veillé avec sollicitude au chevet de son enfant ; au fils qui a tendrement soigné sa mère ; à l'ami qui a reçu le dernier soupir de son ami ; au pharmacien qui a fourni les médicaments ; au médecin qui les a ordonnés ; voire même à la garde qui a récité les prières des agonisants ; en un mot, à tous ceux qui ont entouré le malade, le magistrat municipal vient dire : Je vous tiens pour suspects. Vous êtes peut-être coupables de la mort de celui qui est là, gisant inanimé. En conséquence, j'ordonne au vérificateur des décès, mon mandataire, de s'assurer, de par moi, que la mort n'est pas le résultat de votre crime.

Un tel langage, appuyé de constatations judiciaires perpétuelles, constitue une sorte d'outrage inexcusable, en contravention avec la délicatesse, et aussi avec le code civil.

L'administration municipale, comprenant l'irrégularité de sa conduite en cette matière, a cru devoir abriter ses prétentions exorbitantes sous l'autorité de l'article 81 du code. Cet article ne laisse pourtant aucune prise à la controverse. Il porte que, lorsqu'il y aura *des signes ou des indices de mort violente, ou d'autres circonstances qui donneront lieu de la soupçonner, on ne pourra faire l'inhumation qu'après qu'un of-*

ficier de police, assisté d'un docteur en mé-
deçine ou en chirurgie, aura dressé procès-
verbal de l'état du cadavre....

Dans cet article, deux points sont à relever : 1º L'état du cadavre doit être constaté par un *officier de police ;* 2º L'officier de police n'agira qu'en présence de signes ou d'indices de mort violente. Dans cet article 81, il n'est nullement question de l'intervention des magistrats municipaux.

En chargeant, non les maires, mais les *officiers de police judiciaire* de dresser procès-verbal de l'état du cadavre, le législateur est resté fidèle au principe de la séparation des pouvoirs, l'une des bases du droit public de la France.

La recherche et la poursuite des crimes et des délits s'exerce sous l'autorité des cours d'appel. Les maires et leurs adjoints ne sont investis de la qualité d'officier de police judiciaire que dans des cas exceptionnels, et à défaut des commissaires de police ou des juges d'instruction (code d'instruction criminelle).

L'article 131 du code pénal fixe même les peines, dont, dans certains cas, sont passibles les administrateurs qui entreprennent sur les fonctions judiciaires.

Les maires ne peuvent pas intervenir dans la constatation *judiciaire* des décès, si ce n'est en cas de flagrant délit, ou lorsqu'ils en sont requis par les procureurs généraux ou par leurs subordonnés hiérarchiques.

La réquisition faite aux maires les constitue temporairement officiers de police auxiliaires. Il leur donne les attributions des commissaires de police, rien au delà. Par conséquent, les maires ne peuvent procéder à une enquête judiciaire s'il n'existe pas des signes ou *indices de mort violente*, ou au moins des circonstances qui donnent lieu de la soupçonner.

S'il arrivait qu'un maire apprît par la rumeur publique qu'il existe des doutes sur la nature de la mort de telle ou telle personne ; si ces doutes étaient basés sur des signes ou des indices de mort violente, que devrait faire le maire ?

Deux cas se présentent : les procureurs généraux ou autres officiers de police judiciaire sont sur place, ou ils sont absents. S'ils sont présents, les magistrats municipaux doivent s'abstenir. Si les officiers de police sont absents, le maire doit les prévenir immédiatement.

Dans le cas particulier de flagrant délit, le maire commence l'enquête, prend les mesures urgentes, sauf à en référer, sans délai, au procureur général ou à ses subordonnés hiérarchiques. S'il ne reçoit pas une réquisition spéciale, il ne doit plus intervenir en rien. L'affaire se trouve remise entre les mains des officiers de police judiciaire.

Vouloir rechercher les causes de la mort,

c'est faire un acte judiciaire. Faire cette recherche à défaut d'autorisation régulière et en l'absence de signes ou indices de mort violente, c'est faire un acte illégal. Les officiers de l'état civil commettent journellement cette violation de la loi civile.

VI. — En s'attribuant abusivement le droit de poursuite criminelle, les administrateurs municipaux ont été conduits logiquement à une autre illégalité qu'il est bon de signaler. Ainsi, ils délèguent aux vérificateurs des décès le droit d'ouvrir une enquête judiciaire à l'occasion de tous les décès qui se produisent.

Si les maires ne possèdent pas le droit de constater judiciairement tous les décès, sans distinction aucune, il ne peuvent transmettre à autrui des droits qu'ils ne possèdent pas eux-mêmes. *Nemo dat quod non habet.*

Toute délégation donnée par le maire au vérificateur pour la constatation judiciaire des décès, en l'absence de flagrant délit, est illégale et nulle de plein droit.

Quelle position donne au vérificateur un mandat délivré irrégulièrement? Cette question délicate doit être soumise aux jurisconsultes.

Si le vérificateur n'est pas couvert par un mandat irrégulier, il ne le serait pas davantage par un mandat régulier, s'il dépassait les pouvoirs du mandant lui-même. Ainsi, le vérificateur courrait le risque d'être poursuivi pour le fait seul de l'ouverture d'une enquête judiciaire, mais la poursuite aurait plus de chance de se produire s'il lui arrivait, dans une constatation, de divulguer certaines *circonstances propres à faire naître des soupçons sur la nature de la mort.*

La poursuite pourrait être intentée par la famille et par les tribunaux. Ceux-ci appelleraient les sévérités de la loi sur le médecin vérificateur qui, simple représentant de l'autorité administrative, aurait exercé les fonctions d'officier de police judiciaire sans être muni d'une réquisition régulièrement délivrée par un magistrat de l'ordre judiciaire.

En réalité, la poursuite des magistrats n'est pas trop à craindre, attendu que les officiers de police judiciaire sont heureux de trouver dans les vérificateurs des décès des agents de police volontaires qui préparent bénévolement leur propre besogne, c'est-à-dire les enquêtes criminelles.

Quant à la poursuite par les familles, elle serait fort à redouter si ces familles connaissaient leurs droits. L'affection et l'intérêt, réunis ou séparés, pourraient devenir les moteurs propres à exciter les héritiers, et à les mettre en mouvement.

Supposez un parent très zélé ou mal intentionné. Il sait que le bulletin de décès porte des désignations blessantes ou nuisibles aux héritiers, que va-t-il faire? Il se présente à la mairie, se fait délivrer une copie du bulletin qu'il fait certifier conforme par le maire. A l'aide de cette pièce, il intente, contre le vérificateur, une action devant les tribunaux. Si le bien fondé de la plainte est reconnu, le vérificateur est condamné. Le vérificateur sera poursuivi devant toutes les juridictions, si cela est nécessaire, et le résultat le plus clair de ces poursuites, quelle qu'en soit d'ailleurs la portée, sera un grand dommage pour le médecin.

Il est vrai qu'il reste au vérificateur la ressource d'appeler en responsabilité le maire, son mandant. Mais cette ressource ne le dispenserait pas de soutenir, pour son propre compte, une procédure longue et coûteuse.

Si les familles appelaient devant les tribunaux le maire et le vérificateur qui se seraient permis d'inscrire dans un acte officiel des détails circonstanciés et précis sur la nature de certaines maladies qui auraient entraîné au tombeau l'un de leurs membres, comment l'opinion publique accueillerait-elle ces poursuites? Je suis convaincu que cette opinion serait favorable aux plaignants, et qu'elle condamnerait les agissements illégaux du maire et du vérificateur, son mandataire.

Eh quoi ! il serait permis d'inscrire dans un acte officiel que telle personne est morte d'une maladie notoirement héréditaire et incurable ! il serait licite à un vérificateur de décès d'inscrire dans un bulletin que le cancer, la folie, la syphilis, le suicide, la phtisie pulmonaire, le ramollissement du cerveau et une foule d'autres maladies qui pèsent d'un poids redoutable sur les générations présentes et à venir, ont été la cause du décès d'un membre de la famille ! Non, cela ne se fera pas quand la population voudra bien réfléchir aux conséquences qu'une pareille inscription peut avoir, et quand elle sera convaincue que les intérêts matériels et moraux de plusieurs générations successives se trouvent gravement compromis par la constatation authentique des maladies héréditaires qui dévorent certaines familles.

L'autorité municipale ne prend pas grand souci des plaintes très légitimes qu'on lui adresse à l'occasion de l'inscription, sur le bulletin officiel, des noms des maladies que l'on considère comme ayant occasionné la mort.

Elle soutient que le bulletin de constatation de décès, touchant à des intérêts privés, ne doit pas être tenu à la disposition du public, et qu'il ne peut être consulté que par les intéressés eux-mêmes. Une instruction ministérielle, en date du 7 mars

1843, dit, en effet, que les pièces concernant un intérêt privé ne seront communiquées qu'aux personnes qui justifient qu'elles ont qualité pour en prendre connaissance.

En admettant la thèse fort contestable des municipalités, je prétends que le mal, quoique amoindri, n'en serait pas moins réel. La communication due à tous les membres de la famille, alliés ou parents, est à peu près équivalente à une communication publique. Au surplus, la remise du bulletin accusateur, entre les mains des témoins constitue, *ipso facto*, une publicité condamnable. Quels sont ces témoins ? Le code civil nous le dit : « Ces témoins se- « ront, s'il est possible, les deux plus « proches parents ou *voisins*, ou, lorsqu'une « personne sera décédée hors de son do- « micile *la personne chez laquelle elle est* « *décédée*, et un parent ou *un autre* » (art. 78). La publicité s'aggrave encore par la communication faite aux maires, aux secrétaires des mairies et aux témoins, ces intermédiaires inévitables, qui ne sont, ni les uns ni les autres, astreints au secret.

VII. — Dans la question de constatation de la cause de la mort, deux intérêts contraires sont en présence, l'intérêt des familles et celui de la société.

Nul n'a le droit de faire litière des intérêts matériels et moraux des citoyens, cela est incontestable. Mais la société a des droits qui méritent d'être respectés.

L'autorité a le double et difficile devoir de protéger les particuliers sans nuire à l'intérêt général.

Est-il possible, dans la question qui nous occupe, de rester dans la limite de la vérité et de la justice sans blesser personne? Est-il possible de donner ample satisfaction à l'intérêt public sans nuire à la famille? Est-il même possible d'obtenir le concours volontaire de cette dernière ? Tout cela est-il possible, sans compromettre personne et sans engager la responsabilité des vérificateurs ni celle des maires? A ces questions je réponds affirmativement.

Une mesure des plus simples me semble suffisante pour obtenir ces résultats.

Je propose donc de remplacer le bulletin actuel de constatation de décès par *deux* bulletins distincts et séparés.

L'un sera le véritable et unique bulletin de décès rédigé conformément aux prescriptions du code civil. De ce bulletin seront exclues, d'une manière absolue, toutes désignations relatives à la maladie qui a précédé le décès. On y fera mention du fait de la mort sans en indiquer les causes. Ce bulletin pourra être remis entre les mains des personnes chargées de faire, à la mairie, la déclaration du décès.

Le second bulletin ne sera, à proprement parler, qu'un simple questionnaire comprenant toutes les demandes que l'autorité civile jugera convenable d'adresser au corps médical dans l'intérêt public. Ce questionnaire sera rempli par le vérificateur des décès seul ou conjointement avec le médecin traitant, ou avec telle autre personne capable de donner des renseignements utiles sur la cause du décès, mais principalement sur la nature de la maladie qui a précédé la mort. Ce questionnaire sera daté, mais non signé, puis transmis à l'autorité, par la poste, ou par tout autre moyen sûr.

Si ma proposition était adoptée, on aurait :

1° Un bulletin de décès pour obéir aux prescriptions du code ;

2° Un questionnaire pour répondre aux besoins de la science.

Il reste la question judiciaire que je considère comme devant être absolument distincte des deux premières.

VIII. *Conclusions*. — 1° Un bulletin de décès (n° 1), sur papier blanc, contiendra tout ce qui est relatif à l'identité de la personne décédée, et la mention pure et simple du décès (art. 77 du code civil).

Ce bulletin sera daté et signé par le médecin vérificateur des décès, puis remis aux déclarants pour servir à la rédaction de l'acte de l'état civil.

2° Le bulletin de renseignements (n° 2), sur papier de couleur, sera essentiellement impersonnel. Il ne portera aucune trace de renseignements propres à dévoiler l'identité de la personne décédée.

Ce bulletin *non signé* sera remis, sous pli cacheté, entre les mains de l'autorité administrative.

3° Le dépouillement des bulletins de renseignements sera fait au chef-lieu du département, ou de préférence sous les auspices et la direction de l'Académie nationale de médecine.

4° Sauf le cas de flagrant délit, les officiers municipaux n'ont jamais le droit de faire la constatation judiciaire des décès.

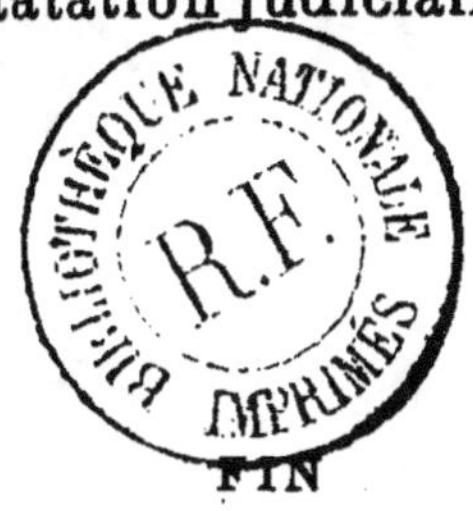

FIN